Karin Haschenburger & Friederike Stratmann

Schnell und sanft

Karin Haschenburger & Friederike Stratmann

Schnell und sanft

Naturheilkundliche Tipps für Ihre Gesundheit

Narayana Verlag

Impressum

Karin Haschenburger & Friederike Stratmann
Schnell und sanft
Naturheilkundliche Tipps für Ihre Gesundheit

1. überarbeitete und erweiterte Auflage 2015
ISBN 978-3-95582-090-9

Herausgeber:
Narayana Verlag GmbH, Blumenplatz 2, 79400 Kandern
Tel.: +49 7626 974970-0
E-Mail: info@narayana-verlag.de
www.narayana-verlag.de

Inhalt

Vorwort 6

Beschwerden von A-Z 8
- Allergien 8
- Augenbeschwerden 11
- Blasenentzündung 13
- Bronchitis 15
- Brustdrüsenentzündung 18
- Darmbeschwerden 20
- Erkältung (und/oder Bronchitis) 26
- Gynäkologische Probleme 29
- Halsschmerzen 33
- Hautprobleme 36
- Herz-Kreislauf-Probleme 42
- Kopfschmerzen 45
- Krampfadern 50
- Leber- und Gallenbeschwerden 52
- Magenbeschwerden 55
- Ohrenschmerzen 59
- Reisekrankheit 61
- Rheumatische Beschwerden 62
- Rückenbeschwerden 65
- Schlafstörungen 67
- Schnupfen (siehe auch Erkältung) 69
- Verletzungen 72
- Zahnbeschwerden 75

Anhang 77
- Akupressur 81
- Sachregister 90
- Kontakt mit den Autorinnen 93

Vorwort

Sie kennen das doch sicher auch: Aus heiterem Himmel kratzt es im Hals, der Magen rumort, der Kopf beginnt zu dröhnen oder Ihr Kind wacht nachts plötzlich mit Ohrenschmerzen auf. Meist möchte man nicht gleich den Arzt rufen, will aber doch etwas tun.

In solchen Situationen ist unser Buch eine große Hilfe.

Für die kleinen Beschwerden des Alltags haben wir eine ganze Reihe von Naturheilmitteln für Sie zusammengestellt. Sie erfahren Wissenswertes über die Anwendung von Wickeln, Kräutertees und vielen anderen naturheilkundlichen Hausmitteln. Einige dieser Mittel werden Sie in Ihrem Haushalt vorrätig haben, andere können Sie sich in der Apotheke besorgen.

Bewusst geben wir in diesem Büchlein keine langen Erklärungen zu den Erkrankungen. Ziel dieses Ratgebers ist vielmehr, dass Sie sehr schnell praktische Hilfe und Linderung finden. Deshalb ist unser handliches Buch auch auf Reisen sehr nützlich.

Als homöopathische Ärztinnen erfahren wir täglich in unserer Praxis, dass Krankheiten nicht nur durch Medikamente zu heilen sind. Daher finden Sie in diesem Ratgeber auch kurze Informationen zu anderen Therapiemöglichkeiten, zu Ernährungsfragen und zu einer gesunden Lebensweise.

Patienten, die in klassisch homöopathischer Behandlung sind, können die Hinweise in diesem Buch uneingeschränkt anwenden, da keine Mittel aufgeführt werden, die die Wirkung eines homöopathischen Mittels stören könnten. Sollte man Ihnen andere Präparate mit den gleichen Wirkstoffen anbieten, achten Sie bitte darauf, dass keine ätherischen Öle wie Eukalyptus, Menthol oder Kampfer enthalten sind.

Es ist wichtig, Kräutertees nicht länger als 2-3 Wochen zu trinken. Auch in der Pflanzenheilkunde kann es zu Überdosierungen kommen!

Suchen Sie sich aus unseren umfangreichen Vorschlägen bitte höchstens 3-5 Anwendungen heraus, die Ihnen guttun.

Wir wünschen Ihnen, dass Sie bei Kräutertee und wohltuenden Anwendungen zu sich finden und Ihren Alltag wieder mit Wohlgefühl meistern können.

Köln im Juni 2015

Karin Haschenburger
Friederike Stratmann

Allergien

Allergien können sich an der Haut und/oder an den Schleimhäuten (Bindehaut, Nase, Rachen, Bronchien) zeigen. Hilfreiche Hinweise finden Sie auch in den Kapiteln **AUGEN**, **BRONCHITIS**, **HAUT** und **ERKÄLTUNG**.

Allergien lassen sich durch konsequentes Vermeiden der auslösenden Stoffe günstig beeinflussen, bei Heuschnupfen z. B. durch häufiges Waschen der Haare und durch Schließen der Fenster in den frühen Morgenstunden (ab ca. 2 Uhr). Finden Sie heraus, ob sich Ihre allergischen Symptome nach Genuss von bestimmten Nahrungsmitteln verstärken und meiden Sie diese.

Allgemein bei Neigung zu Allergien

- Obstessig: 1 TL in 1 Glas Wasser gelöst, 3 × tägl. über längere Zeit trinken
- Magnesiumpräparate, während der Allergiephasen einnehmen
- Enzympräparate, z. B. Wobenzym P (u. a. aus Papaya und Ananas hergestellt, VORSICHT bei Allergie

auf diese Früchte) aus der Apotheke, hilft, die Entzündungsprodukte im Körper schneller abzubauen.

- Heil- oder Basenfasten: dies kann eine geeignete Methode zur Umstimmung des Immunsystems sein.
- Bücher zur Information:
  Dr. med. H. Lützner: „Wie Neugeboren durch Fasten", Gräfe und Unzer Verlag
  S. Wacker: „Gesundheitserlebnis Basenfasten", Haug Verlag
- Zur Stärkung des Immunsystems kann auch ein Aufbau der Darmflora (Symbioselenkung) sinnvoll sein.

Augenbeschwerden

- Augentrost, z. B. Euphrasia Augentropfen (von Wala oder Weleda), aus der Apotheke
- Gencydo® Augentropfen (enthalten Auszüge aus Zitrusfrüchten)

Beschwerden der Nase

- Salzwasserlösung: 1 TL auf ½ L abgekochtes Wasser. Mehrmals tägl. kleine Mengen in die Nase träufeln.

- Salzhaltiges Nasenspray, z. B. Rhinomer® Nasenspray oder Emser® Nasenspray
- Nasenspülungen, z. B. Emser®, Nasendusche für Kinder: Nasanita®
- Bepanthen® Nasensalbe

Besonders bei Juckreiz

- Milch auf einen Wattebausch geben und damit die Nasenlöcher ausreiben.
- Gencydo® Salbe von Weleda, aus der Apotheke (enthält Auszüge aus Zitrusfrüchten)
- Gencydo® Flüssigkeit von Weleda, (enthält Auszüge aus Zitrusfrüchten), mehrmals tägl. in die Nase sprühen

Akupressurpunkte

(Erläuterungen ab Seite 81)

Di 4 (Hand), Di 20 Yintang (Gesicht), Punkte entlang des Augenhöhlenrandes im Bereich der Augenbrauen. Die schmerzhaften Punkte sind besonders wirkungsvoll, besonders Bl 2

Augenbeschwerden

Bindehautentzündung

Sollten sich Ihre Bindehautbeschwerden unter den folgenden Anwendungen nicht innerhalb von wenigen Tagen bessern, begeben Sie sich in ärztliche Behandlung.

- Augentrost (Euphrasia), z. B. von Wala oder Weleda, aus der Apotheke
- Sonnenhut, z. B. Echinacea-Augentropfen von Weleda, besonders bei **stärkeren Entzündungszeichen**
- Ringelblume, z. B. Calendula-Augentropfen von Weleda
- Gencydo® Augentropfen (enthalten Auszüge aus Zitrusfrüchten), besonders bei **Allergien**

Geschwollene Lider

- Rohe Kartoffel zu Mus pürieren, auf einen Mullstreifen auftragen und 15 Min. auf die geschlossenen Augen legen.
- Quarkpackung: (s. Anhang)

- Salzwasserkompresse: 1 TL Salz in ½ Tasse heißem Wasser lösen und nach Abkühlung als Kompresse auflegen.
- Fenchelkompresse: 1 EL Fenchelsamen zerstoßen, mit ½ L gekochtem Wasser übergießen, 15 Min. ziehen lassen, als handwarme Kompresse verwenden.

Gerstenkorn

- Ein Weißkohlblatt auf das Auge legen. Damit die wirksame Flüssigkeit besser austreten kann, rollen Sie vorher z. B. ein Nudelholz über das Blatt.
- Eine rohe Kartoffelscheibe auflegen.

Nachtblindheit

- Heidelbeerenextrakt, z. B. als Nahrungsergänzungsmittel

Blasenentzündung

Um zu verhindern, dass eine Blasenentzündung in die Nieren aufsteigt, begeben Sie sich bitte in ärztliche Behandlung, falls sich die Beschwerden nicht innerhalb von zwei Tagen bessern. Das gleiche gilt für einen plötzlichen Fieberanstieg.

Vorbeugend bei der Neigung zu Blasenentzündungen

- Basenreiche Ernährung
- Über einige Monate jeden Tag ein Glas Preiselbeersaft trinken.
- Cranberrysaft oder -kapseln über einige Monate
- Kalte Kurzwaschungen im Bereich der Harnröhrenöffnung, über mehrere Wochen
- Ansteigendes Fußbad: (s. Anhang)

Akute Blasenentzündung

Innerlich

- Bärentraubenblättertee: Man übergießt 1 TL pro Tasse mit gekochtem Wasser und lässt das Ganze 10 Min. zugedeckt ziehen. 3 × tägl. 1 Tasse trinken

- Oder Sie verwenden ein Fertigpräparat, z. B. Cystinol-akut® (nicht in der Schwangerschaft anwenden!). Um die Wirksamkeit zu gewährleisten, darf der Urin nicht sauer sein. Prüfen Sie den ph-Wert Ihres Urins mit einem Lackmuspapier. Er sollte über „7" liegen. Basenbildend wirkt z. B. Basica (aus der Apotheke oder Reformhaus). Davon mindestens morgens und abends während der Behandlung einen Messlöffel Pulver auf ein halbes Glas Wasser einnehmen.
- Orthosiphonblättertee, z. B. Repha® Orphon
- Schachtelhalmtee: Übergießen Sie 1 TL pro Tasse mit gekochtem Wasser. Zugedeckt 10 Min. ziehen lassen, davon 3 × tägl. 1 Tasse trinken
- Goldrutentee: wie Schachtelhalmtee zubereiten
- Angocin® Anti Infekt N (enthält Kapuzinerkressekraut und Meerrettichwurzel)

Äußerlich

- Kartoffelpackung: (s. Anhang)
- Leinsamenpackung: (s. Anhang)
- Warme Sitzbäder

Akupressurpunkte

(Erläuterungen ab Seite 81)

MP 6, Ni 3 (Bein)

Bronchitis

Bei Husten sollten Sie nicht mehr als 3-5 Anwendungen gleichzeitig auswählen. Versuchen Sie herauszufinden, was Ihnen bei Ihrem aktuellen Husten wirklich gut tut. Sollte der Husten über mehrere Wochen anhalten oder öfters wiederkehren, klären Sie Ihre Beschwerden bitte ärztlich ab. Bei auftretender Atembeklemmung ist es notwendig, sich umgehend untersuchen zu lassen.

Vorbeugend bei Neigung zu wiederkehrender Bronchitis

Um die bestmögliche Wirkung zu erzielen, sollten Sie diese Anwendungen über mindestens zwei Monate durchführen.

- Ansteigendes Fußbad: (s. Anhang)
- Kneippsche Güsse: (s. Anhang)
- Ölkur: (s. Anhang)
- Unterstützende Ernährung: Basenreich, Rettich, Radieschen, Zwiebeln, Knoblauch und Ingwer
- Eine gesunde Darmflora unterstützt das Immunsystem. Um sie wieder aufzubauen, begeben Sie

sich am besten in naturheilkundliche Behandlung (Symbioselenkung).

Bei beginnendem Husten

- Propolis-Urtinktur: 3-6 × tägl. 5 Tr. einnehmen
- Umckaloabo®: 3 × tägl. 10-15 Tr. einnehmen
- Inhalation mit Salzwasser: 1 TL Meersalz pro Liter heißes Wasser, anzuwenden wie das gute alte Kamillendampfbad

Akute Bronchitis

Äußerlich

Die nachfolgenden Brustwickel sollten 30 Min. einwirken. Danach mindestens 30 Min. ruhen. Für die unterste Schicht empfiehlt sich stets ein Geschirrtuch aus Leinen.

- Ölwickel: (s. Anhang)
- Essigwickel: (s. Anhang)
- Kartoffelpackung: (s. Anhang)
- Quarkwickel: (s. Anhang)

Innerlich

- Isländisches Moos, z. B. Isla-Moos®-Pastillen, lutschen

- Heiße Milch mit Honig (bei trockenem Husten)
- Eine große Zwiebel und zwei Knoblauchzehen zerkleinern und mit Wasser bedeckt zu einer sirupartigen Konsistenz einköcheln lassen. Danach die Mischung durch ein Sieb pressen. Mit Honig gesüßt bis zu 1 TL alle 30 Min. einnehmen.
- Den Saft einer Knoblauchzehe in ½ L trockenem Weißwein kurz aufkochen, stündlich einen Schluck trinken.
- Flechtenhonig, z. B. Weleda
- Thymianextrakt, z. B. Hustagil®
- Efeublätterextrakt, z. B. Prospan®

Krampfartiger Husten (asthmatisch)

- Wilde Malve: 20 g (ca. 10 EL) auf ½ L Wasser, 10 Min. kochen, den Dampf einatmen
- Johanniskrautöl, zur Einreibung im Zwerchfellbereich
- Königskerzenöl, zur Einreibung
- Königskerzenblüten, als Kräuterkissen

Akupressurpunkte

(Erläuterungen ab Seite 81)

Di 4 (Hand), Lu 7 (Unterarm), Ren 17 (Brust)

Brustdrüsenentzündung

Vorbeugend ab dem 6. Schwangerschaftsmonat

- Täglich die Brüste und Brustwarzen mit kühlem Wasser evtl. unter Zusatz von Prunus-Essenz, z. B. von Wala, waschen.

Bei akuter Entzündung

- Bei Auftreten der ersten Beschwerden sich Ruhe gönnen.
- Stütz-BH tragen (auch im Bett)
- Den Säugling in verschiedenen Positionen anlegen.
- Weißkohlblätter in den BH legen, dazu den wirksamen Saft durch Rollen der Blätter, z. B. mit einem Nudelholz, freisetzen.
- Quarkumschläge: Quark auf der schmerzenden Brust verteilen, mit einem leichten Baumwolltuch und einem Frotteetuch abdecken.
- Umschläge mit Heilerde äußerlich, z. B. Luvos®

- Kompressen: Geben Sie 2 Tropfen ätherisches Geranienöl, 1 Tropfen Lavendelöl und 1 Tropfen Rosenöl auf 3/4 L kaltes Wasser. Immer sterile Kompressen verwenden!

Bei rissigen, rauhen Brustwarzen

- Massagen mit:
  - Calendulaöl (10 %), z. B. von Weleda
  - Rosenöl: 1 Tropfen ätherisches Rosenöl auf 20 ml süßes Mandelöl
  - Johanniskrautöl
  - Hametum® Salbe

Darmbeschwerden

Bei lang andauerndem und heftigem Durchfall oder sehr plötzlich auftretender Verstopfung ist es notwendig, sich ärztlich untersuchen zu lassen.

Durchfall

Bei Säuglingen und Kleinkindern besteht schnell die Gefahr der Austrocknung. Gehen Sie mit Ihrem Kind lieber „zu früh“ zum Kinderarzt.

- Okoubaka: Bei den ersten Übelkeitssymptomen einnehmen, besonders bei Tropenreisen. Beginnen Sie mit jeweils 5 Globuli D2 (Kügelchen) alle 10 Min. Wenn es Ihnen nach ein- oder zweimaliger Einnahme schon besser geht, können Sie den zeitlichen Abstand zur nächsten Einnahme verlängern. Wenn Sie keine Beschwerden mehr spüren, hören Sie mit der Einnahme einfach auf.
- Perenterol®, auch zur Vorbeugung, z. B. während einer Reise: 3 × tägl. 1 Kapsel, bei akuten Beschwerden 3 × tägl. 2 Kapseln einnehmen
- Omniflora® N, auch zur Vorbeugung: 3 × tägl. eine Kapsel einnehmen

- Getrocknete Heidelbeeren: Kinder sollten wiederholt 2-5 Beeren, Erwachsene 7-10 Beeren gut kauen. Man kann auch ca. 3 EL in ½ L Wasser 10 Min. kochen lassen und davon 3 × tägl. 1 Likörglas voll trinken
- Gänsefingerkrauttee: 1 TL pro Tasse mit gekochtem Wasser übergießen und zugedeckt 10 Min. ziehen lassen. 3 × tägl. 1 Tasse trinken
- Heilerde, z. B. Luvos® magenfein
- Kohletabletten

Zum Ausgleich des Flüssigkeits- und Mineralienverlustes

- Reisschleim (auch für Säuglinge geeignet): 50-100 g weißen Reis 2 Stunden kochen lassen, zweimal durch ein Haarsieb streichen, Brei mit etwas Wasser verdünnen, erwärmen und leicht gesalzen verabreichen.
- „Großmutters Basensuppe“: 2 Kartoffeln und 1 Möhre kleinschneiden und in ¼ L Wasser 20 Min. kochen, dann das Gemüse zerdrücken und leicht salzen.
- Mischung aus 2 EL Rohrzucker und ½ TL Kochsalz auf 1 L Wasser
- Feuchtwarmer Wickel: (s. Anhang)

Verstopfung

Verstopfung hängt häufig mit der Ernährung zusammen. Achten Sie auf eine ausreichende Trinkmenge und eine ballaststoffreiche Nahrung.

Essen Sie insbesondere viel frisches Obst, Gemüse und Vollkornprodukte. Ein Drittel der Nahrung sollte aus Rohkost bestehen. Bei einer Ernährungsumstellung können Sie erst nach ca. zwei Monaten einen anhaltenden Erfolg erwarten. Haben Sie Geduld! Bei Verstopfung kann auch der Aufbau einer gesunden Darmflora (Symbioselenkung) durch Naturheilkundige sinnvoll sein. Allgemein sollten Sie auf regelmäßige körperliche Bewegung achten und den Stuhldrang nicht unterdrücken. Lassen Sie sich Zeit! Immer tief in den Bauch hineinatmen.

- Ungeschroteten Leinsamen einnehmen, dazu **viel** Wasser trinken.
- Weizenkleie einnehmen, dabei auf **ausreichende Flüssigkeitszufuhr** achten.
- Indische Flohsamenschalen mit **viel** Wasser eingeweicht einnehmen.
- Morgens einige Backpflaumen essen, lange kauen, auf **reichliche Flüssigkeitszufuhr** achten.
- Joghurt aus Acidophilus-, Bifiduskulturen essen.

- Morgens nüchtern ein Glas abgekochtes Wasser trinken, evtl. bis zu 1 EL Obstessig hinzufügen.
- Morgens auf nüchternen Magen ein Glas Sauerkrautsaft trinken oder tägl. rohes Sauerkraut essen.
- Morgens auf nüchternen Magen 1-2 EL Blütenhonig, aufgelöst in einem Glas warmen Wasser, einnehmen.
- 1 EL Olivenöl mit einigen Tropfen Zitronensaft auf nüchternen Magen einnehmen.
- Lactulosepräparate, z. B. Bifiteral ®
- Einlauf: Hierzu können Sie sich in der Apotheke z. B. einen Klistierball besorgen.

Hämorrhoiden

Auch bei Hämorrhoiden ist die Ernährung wichtig.

Achten Sie auf ballaststoffreiche Nahrung mit einem hohen Rohkostanteil und auf eine ausreichende Trinkmenge. Zur Erleichterung des Stuhlgangs können Sie nach jeder Mahlzeit einen EL Olivenöl einnehmen.

Örtliche Anwendungen

- Aloe vera-Gel, besonders bei Juckreiz (möglichst 100 % Frischpflanzenauszug), z. B. aus der Apotheke

- Obstessig-Kompresse: Tränken Sie eine Mullkompresse mit verdünntem Obstessig und legen Sie die Kompresse auf die Hämorrhoiden, ca. 20 Min. einwirken lassen.
- Ringelblume, z. B. Calendula-Essenz, z. B. von Wala oder Weleda, als Kompresse, 1-2 TL auf ¼ L abgekochtes Wasser
- Zaubernuss (Hamamelis), z. B. als Hametum® Extrakt, unverdünnt oder Hametum® Kombi-Pack (Salbe u. Zäpfchen)
- Rosskastanie, z. B. Aesculus Cortex 10 % Salbe, z. B. von Weleda
- Sitzbäder mit Eichenrinde, Quercus Cortex 20 %, z. B. von Weleda. Für ein Vollbad nimmt man 2-3 EL, für ein Teilbad entsprechend weniger.
- Eichenrindenzäpfchen, z. B. Quercus supp. 1 %, z. B. von Weleda
- Eichenrindensalbe, Quercus Salbe, z. B. von Wala
- Sich mehrmals am Tag ca. 20 Min. auf einen Hämatitstein setzen.

Blähungen

- Fenchel-, Kümmel- oder Anistee: pro Tasse 1 TL leicht zerquetschte Samen mit gekochtem Wasser übergießen und 10 Min. zugedeckt ziehen lassen. Bis zu 3 × tägl. 1 Tasse trinken

- „Vier-Winde-Tee“: Dill, Fenchel, Anis und Kümmel, zu gleichen Teilen gemischt, wie oben beschrieben zubereiten.
- Kümmel, Fenchel, Anis und die Mischungen davon gibt es auch als fertige Teebeutelzubereitung in der Apotheke.
- Heilerde, z. B. Luvos magenfein®, morgens und abends je 1 TL in etwas Wasser gelöst einnehmen
- Außerdem kann der Aufbau einer gesunden Darmflora (Symbioselenkung) durch Naturheilkundige sinnvoll sein.

Akupressurpunkte

(Erläuterungen ab Seite 81):

Di 4 (Hand), Di 25 (Bauch), Ma 44, MP 6 (Bein)

Erkältung (und/oder Bronchitis)

Obwohl wir uns fast immer in der kalten Jahreszeit „erkälten", haben Erkältungen wenig mit Kälte zu tun. Es sind Infekte, die bei geschwächter Abwehrkraft entstehen. Sorgen Sie für Ihr Immunsystem. Essen Sie in der kalten Jahreszeit eher das Vitamin C-haltige Gemüse, das bei uns wächst (Möhren, Kohl, Rote Beete, Grünkohl). Südfrüchte wachsen in den warmen Ländern. Sie haben den dort erwünschten Nebeneffekt, dass sie den Körper von innen abkühlen. Wir brauchen im Winter wärmende Kost.

Vorbeugend bei Erkältungsanfälligkeit

- Auf warme Füße achten, sich aber sonst nicht zu warm anziehen. Synthetische Stoffe vermeiden. Stauwärme kann zu Schwitzen und somit am Körper zu Verdunstungskühle führen. Dadurch kann man sich erkälten.
- Regelmäßig, auch im Winter, Kneippsche Güsse durchführen: (s. Anhang)
- Ansteigendes Fußbad: (s. Anhang) ACHTUNG: Bei beginnendem Fieber kann das ansteigende Fußbad den Kreislauf belasten!
- Umckaloabo®: 3 × tägl. 10-15 Tr. einnehmen

- Echinacea-Urtinktur: 3 × tägl. 5 Tr., nicht länger als 1 Woche einnehmen
- Propolis-Urtinktur: 3 × tägl. 5 Tr., bei Bedarf bis zu 2 Tr. in der Stunde einnehmen
- Angocin® Anti Infekt N, enthält Kapuzinerkressekraut und Meerrettichwurzel
- Vitamine: besonders Vitamin C und E, z. B. Schlehen-Ursaft oder Sanddorn-Ursaft (Weleda)
- Holunderbeerensaft: Die einheimischen Holunderbeeren enthalten mehr Vitamin C (37.1 mg pro 100 g) als Kiwis oder Orangen
- Viel Knoblauch essen
- Holunder- und/oder Lindenblütentee: 1 TL pro Tasse mit gekochtem Wasser übergießen und zugedeckt 10 Min. ziehen lassen. 3 × tägl. 1 Tasse trinken. Diese Kräuterteezubereitungen fördern die Schweißbildung.

Bei Fieber

- Wadenwickel: Machen nur Sinn bei heißen Beinen, nicht bei kalten Füßen! Tauchen Sie ein Geschirrtuch in Wasser. Dieses sollte (kann handwarm?) nicht zu kalt sein, denn es geht um die Verdunstungskühle! Das leicht ausgewrungene Tuch wickeln Sie um die Unterschenkel (am Besten das Bett vorher wasserdicht abdecken, z. B. mit einer Plastiktüte). Die Unterschenkel nicht zudecken. Wegen der Kreislaufbelastung niemals mehr als drei Wadenwickel direkt hintereinander machen. Pausen einlegen!

- Eisenkrauttee: 1 TL pro Tasse mit gekochtem Wasser übergießen und 10 Min. ziehen lassen. 3 × 1 Tasse tägl. trinken
- Einlauf: Mit lauwarmen bis kühlem Wasser. Hierzu können Sie sich in der Apotheke z. B. einen Klistierball besorgen.

Gynäkologische Probleme

Schmerzhafte Periode

Wenn Sie nie Beschwerden hatten und Ihre Regelblutung plötzlich schmerzhaft wird, sollten Sie es ärztlich abklären lassen.

Vorbeugung

(ca. 1-2 Wochen vor der Periode beginnen)

- Kalzium- und Magnesiumpräparate, Kalzium und Magnesium im Verhältnis 2:1 einnehmen
- Gepresster Karottensaft: Täglich 1 Glas trinken
- Brennnesseltee: 1 TL pro Tasse mit gekochtem Wasser übergießen und 10 Min. ziehen lassen. In den letzten zwei Wochen vor der Menstruation 3 × tägl. 1 Tasse trinken
- Himbeerblättertee: wie Brennnesseltee zubereiten

Während der Regelbeschwerden

- Gänsefingerkraut- oder Frauenmanteltee: wie Brennnesseltee zubereiten

- Kümmel- oder Fencheltee: pro Tasse 1 TL leicht zerquetschte Samen mit gekochtem Wasser übergießen und 10 Min. ziehen lassen
- Feuchtwarmer Wickel: (s. Anhang), für den Unterbauch:
- Zur weiteren Entspannung des Unterleibes sind leichter Sport oder Entspannungsübungen (z. B. Yoga, Bauchtanz oder Qigong) zu empfehlen.

Akupressurpunkte

(Erläuterungen ab Seite 81):

MP 6, Ma 36 (Bein), Ren 4 (Bauch),
bei zorniger Gemütsverfassung: Le 3 (Fuß),
bei Erbrechen: Pe 6 (Arm)

Scheidenentzündungen

Um die gesunde Scheidenflora zu erhalten, sollten Sie folgendes beachten: Waschen Sie den Scheidenausgang nur mit Wasser, keine Seife und keinen Waschlappen verwenden! Tragen Sie Baumwollunterwäsche, die Sie während einer Entzündung bei 95 °C waschen sollten. Parfümierte Tampons und parfümiertes Toilettenpapier vermeiden, Naturschwammtampons und unbehandelte Vorlagen sind in Drogeriemärkten und

Naturkostläden erhältlich. Um Pilzwachstum nicht zu fördern, raten wir bei Veranlagung zu wiederholten Pilzinfektionen zu einer zuckerfreien Vollwertkost. In diesem Zusammenhang ist auch ein Aufbau der gesunden Darmflora (Symbioselenkung) durch Naturheilkundige sinnvoll. Inzwischen arbeiten auch viele Gynäkologen und Gynäkologinnen naturheilkundlich. Wir empfehlen auf jeden Fall, dass Sie eine Entzündung nicht zu lange selbst behandeln.

Örtliche Anwendungen

- Aloe vera-Gel (möglichst 100 % Frischpflanzenauszug, z. B. aus der Apotheke), zur Milderung von **Schwellungen** und **Juckreiz**. Aloe vera-Gel gemischt mit Acidophilus-Joghurt auf einen kleinen Tampon über Nacht einführen. Auch direkt nach einem Schwimmbadbesuch können Sie, falls Sie empfindlich für Entzündungen sind, Aloe vera- Gel gemischt mit Joghurt auf den Scheidenausgang auftragen.
- Vaginalzäpfchen: Vagiflor®, Döderlein Vaginalkapseln®. Besonders bei den ersten Entzündungs(an)zeichen sind diese milchsäurebakterienhaltigen Zäpfchen sehr wirksam.
- Multi-Gyn® Präparate

- Eine Knoblauchzehe in eine auseinandergefaltene Mullkompresse einwickeln und sie so in die Scheide einführen, dass man sie an dem Mullläppchen leicht wieder herausziehen kann. Vor dem Einführen evtl. in Öl tauchen. Am besten wenden Sie Knoblauch am Tag an und führen dann zur Nacht ein milchsäurebakterienhaltiges Scheidenzäpfchen (s.o.) ein.
- Majorana/Melissa Vaginal-Tabletten, z. B. von Weleda
- Calendulatee: 1 TL pro Tasse mit gekochtem Wasser übergießen und 10 Min. ziehen lassen. Abgekühlt als Scheidenspülung oder zum Sitzbad verwenden. Wir raten von Spülungen während der Schwangerschaft ab!
- Im tägl. Wechsel Obstessig und Meersalz als Spülung über 10 Tage: 1 EL Obstessig oder Meersalz auf ca. ½ L Wasser geben. Wir raten von Spülungen während der Schwangerschaft ab!

Halsschmerzen

Sollten sich die Halsschmerzen trotz der Anwendungen verschlimmern, begeben Sie sich bitte in ärztliche Behandlung.

- Ein blaues, pflanzengefärbtes Seidentuch um den Hals legen
- Manuka Rachenspray, enthält Manukahonig (MGO 400) und Propolis
- 1-2 TL Honig leicht erwärmen und langsam im Mund zergehen lassen oder 1 TL Honig in 250 ml heißes Wasser einrühren und trinken
- Isländisches Moos, z. B. Isla-Moos® Pastillen: mehrmals tägl. lutschen
- Propolis-Urtinktur: mehrmals tägl. 2-3 Tr. einnehmen, bei Bedarf stündlich 2 Tr.
- Echinacin-Urtinktur: 3 × tägl. 5 Tr. Nicht länger als eine Woche einnehmen!
- Einlauf mit lauwarmem Wasser, am besten mit einem Klistierball aus der Apotheke
- Ansteigendes Fußbad: (s. Anhang)
- Warme oder kalte Wickel, je nach Verträglichkeit
- Quarkwickel: (s. Anhang)Verteilen Sie den Quark in Form eines ca. 7 cm breiten Streifens auf einem Geschirrtuch, schlagen dieses dann ein und

umwickeln damit den Hals. Darüber legen Sie ein Frotteetuch und einen Wollschal.

- Kartoffelwickel: Gekochte, zerstampfte Kartoffeln wie einen Quarkwickel anlegen.
- Feuchtwarme Wickel: (s. Anhang)
- Ölwickel: (s. Anhang) z. B. mit Oliven- oder Rizinusöl
- Zwiebelwickel: Kleingehackte, rohe oder ausgedünstete Zwiebeln in Form eines breiten Streifens auf einem Geschirrtuch ausbreiten, das Tuch einschlagen und damit den Hals umwickeln. Mit einem alten Frotteetuch und einem ausgedienten Wollschal abdecken (Geruch!).

Zum Gurgeln empfehlen wir

- In Wasser aufgelöstes Vitamin C
- Zitronenwasser
- Selleriesaft, im Verhältnis 1:5 mit Wasser verdünnt
- Gerstenkaffee (aus gerösteten und gemahlenen Gerstenkörnern)
- Malven- oder Thymiantee: 1 TL pro Tasse mit gekochtem Wasser übergießen, zugedeckt 10 Min. ziehen lassen, danach abkühlen lassen
- Salzwasser: ½ TL Salz auf eine Tasse
- Klaren Schnaps, z. B. Korn

- Falls Sie nichts anderes zur Hand haben, probieren Sie doch mal, mit Coca Cola (kein „light“!) zu gurgeln. Man bekommt es überall auf der Welt.

Akupressurpunkte

(Erläuterungen ab Seite 81):

Di 1 und D 4 (Hand)

Hautprobleme

Zur allgemeinen Stabilisierung der Haut ist eine ausgewogene Vollwertkost unerlässlich. Nahrungsmittelunverträglichkeiten und Allergien sollten festgestellt werden, damit Sie diese Stoffe in Ihrem Alltag meiden können. Zur Stärkung des Immunsystems kann ein Aufbau der Darmflora (Symbioselenkung) sinnvoll sein. Achten Sie darauf, dass Sie den natürlichen Schutzmantel Ihrer Haut nicht durch zu viel Gebrauch von Seifen, Duschgels etc. schwächen.

Bei Ekzemen und empfindlicher Haut

- Aloe vera-Gel (möglichst 100 % Frischpflanzenauszug), z. B. aus der Apotheke
- Basis Creme aus der Apotheke, Logona pur Creme oder Lotion, Lavera neutral aus dem Bioladen, Mandel-Gesichtscreme, z. B. von Weleda
- Natürliche kaltgepresste Öle auf die **feuchte** Haut auftragen, z. B. Avocadoöl, Jojobaöl, Mandelöl, Nachtkerzenöl, Olivenöl
- Basische Körperpflege, z. B. mit basischen Bädern

Bei entzündeter Haut

- Ringelblumensalbe, z. B. Calendulasalbe 10 % von Weleda oder Calendumed®. Es gibt auch Calendula-Gel, z. B. von Weleda
- Ringelblumen-Urtinktur (Calendula) verdünnt auf die Haut auftragen. Wirkt auch besonders gut bei **verletzter Haut**
- Calendula-Ölbad
- Hamamelissalbe, z. B. Hametum® Salbe oder Creme
- Heilerde äußerlich, z. B. Luvos®, als Packung, besonders bei **gereizter Haut**
- Quarkpackung, (s. Anhang) auch bei **Herpes zoster**
- Knoblauch pressen und auf die Haut geben VORSICHT: Kann die Haut reizen!
- Frisch gepressten Kohlsaft auf entzündete Stellen auftragen.

Bei begleitendem Juckreiz

- Hamamelissalbe, z. B. Hametum® Salbe oder Creme
- Einige EL Haferflocken in eine Mullkompresse oder ein dünnes Tuch geben, diese Kompresse in lauwarmem Wasser einweichen und beim Ausdrücken die Flüssigkeit auf die Haut auftragen. Oder eine

Tasse Haferflocken in ein Mullsäckchen geben und ins Badewasser tauchen.
- Kartoffelmehl, entweder wie Puder verwenden oder mit Wasser vermischt als Paste auftragen
- Umschläge mit verdünntem Obstessig, Zitronensaft oder Basensalz

Sonnenbrand

- Obstessig, ca. 1 Tasse auf ein Vollbad geben
- Umschläge mit verdünntem Obstessig oder Zitronensaft
- Bachblütenmischung: Rescue Remedy aus der Apotheke, als Salbe oder verdünnte Tropfen (siehe S. 72) auftragen.
- Aloe vera-Gel

Bei rissiger, wunder Haut

- Regelmäßiges Waschen mit einer Lösung aus 1 EL Honig auf 1 L warmes Wasser. Nicht abtrocknen.
- Kleie-Ölbad aus der Apotheke

Bei nässendem Ausschlag

- Feuchter Umschlag mit schwach angesetztem schwarzem Tee, über eine Stunde wirken lassen.

Bei Hautpilz

Die folgenden Anwendungen müssen mindestens zwei Monate durchgeführt werden:

- Mit unverdünntem Obstessig die betroffenen Stellen tägl. mehrmals betupfen
- Propolis-Urtinktur auftragen
- Knoblauch pressen und den Saft lokal anwenden. VORSICHT: Die Haut kann gereizt werden!
- Grapefruit-Kern-Extrakt: 5-10 Tr. auf 1 EL Wasser, an der betroffenen Stelle auftragen
- Joghurt lokal anwenden

Bei Akne

Akne kann auch ernährungsbedingt sein. Achten Sie deshalb auf eine fettarme, zuckerfreie, vitalstoffreiche Ernährung.

- Bierhefe, mindestens sechs Wochen lang eingenommen, kann zusätzlich zu einer Ernährungsumstellung sehr hilfreich sein

- Über einige Wochen tägl. ein paar Gramm geriebenen Meerrettich essen
- Grapefruit-Kern-Extrakt: Das Gesicht anfeuchten, 3-5 Tropfen in den Händen verreiben und damit das Gesicht massieren. Das Extrakt darf nicht in die Augen kommen. Etwas einwirken lassen, gut abwaschen und trocken tupfen.

Bei Kopfläusen

- Mischen Sie eine Lösung aus:
  50 ml (Oliven-) Öl
  5 ml Emulgator (z. B. Mulsifan von Spinnrad)
  2 ml ätherischem Lavendelöl
  2 ml Teebaumöl

Füllen Sie diese Lösung in eine Tropfflasche und beträufeln Sie damit die Haare. Verteilen Sie das Öl mit einem Läusekamm gleichmäßig im Haar. Am besten sitzt der Betroffene mit dem Kopf über einen Tisch gebeugt, den Sie mit einem weißen Tuch abgedeckt haben. Jetzt sorgfältig Strähne für Strähne mit dem Läusekamm auskämmen. Sofort die heruntergefallenen Läuse mit einem Löffel abtöten. Kreuz und quer kämmen.

Wenn keine Läuse mehr im Kamm und auf der Decke erscheinen, den Kopf noch ein paar Stunden mit einer Duschhaube bedeckt halten. Danach die Haare ohne Beigabe von Shampoo auswaschen. Diese Prozedur auf jeden Fall an drei aufeinanderfolgenden Tagen durchführen. Werden beim letzten Mal keine Läuse mehr gefunden, so ist auf alle Fälle nach einer Woche eine weitere Behandlung durchzuführen, um so eventuelle Nachkommen ebenfalls zu beseitigen.

Waren bei der dritten Behandlung noch Läuse vorhanden, so muss obige Prozedur so lange wiederholt werden, bis keine Läuse mehr zu finden sind. Nach einer Woche die Behandlung einmalig wiederholen.

Herz-Kreislauf-Probleme

Es gibt Menschen, die von Natur aus zu niedrigem oder höherem Blutdruck mit den dazugehörenden Begleiterscheinungen neigen. Sollte sich Ihr Gesundheitszustand plötzlich verändern, z. B. Gefühl von Blutfülle im Kopf mit Schwindel oder Kopfschmerzen, Beklemmungen in der Brust, unregelmäßiger Herzschlag, Herzrasen oder viel zu langsamer Puls, sollten Sie sich umgehend in ärztliche Behandlung begeben.

Niedriger Blutdruck

Für Menschen mit niedrigem Blutdruck ist es sehr hilfreich, den Kreislauf regelmäßig anzuregen. Achten Sie auf tägl. körperliche Bewegung, möglichst an der frischen Luft. Zügiges Gehen („Walking"), regelmäßiges Schwimmen und Radfahren sind nur einige Möglichkeiten.

- Wechselduschen: Zuerst warm bis heiß duschen bis sie sich durchwärmt fühlen. Dann den Wasserstrahl auf kühler stellen. Nun duschen Sie zuerst Ihre Gliedmaßen ab, wie Kneippscher Guss unten, dann Brust, Bauch, Nacken und Gesicht. Zweimal wie-

derholen (also kalt aufhören). Wasser abstreifen, etwas abtrocknen und leicht bewegen.
- Kneippsche Güsse: (s. Anhang)
- Weißdorn-Tabletten oder Weißdorn-Elixier, z. B. von Salus, aus der Apotheke

Akupressurpunkte
(Erläuterungen ab Seite 81):

MP 6, Ma 36 (Bein), Pe 6 (Arm)

Bluthochdruck

Die folgenden Anwendungen können eine notwendige ärztliche Behandlung nur unterstützen und begleiten, aber nicht ersetzen.
- Basenreiche Kost, Basenfasten
- Knoblauch: regelmäßig roh essen oder als Kapseln einnehmen
- Zitronen-Knoblauch Kur: (s. Anhang)
- Mindestens eine frische Salatgurke tägl. essen
- 2 TL Obstessig und 1 TL Honig in 1 Glas Wasser lösen, 4 × tägl. 1 Glas über mehrere Monate trinken
- Über mehrere Monate tägl. ein Liter Molke trinken

- Brennnesseltee: pro Tasse 1 TL mit gekochtem Wasser übergießen und 10 Min. zugedeckt ziehen lassen. 4 Wochen lang 3 × tägl. 1 Tasse trinken
- Weißdorn-Tabletten oder Weißdorn-Elixier, z. B. von Salus
- Mistelpflanzensaft (Kneipp)
- Ansteigende Fußbäder über längere Zeit: (s. Anhang).

Akupressurpunkte

(Erläuterungen ab Seite 81):

Ma 36, Ni 3 (Bein), GB 20 (Hinterkopf)

Erhöhter Cholesterinspiegel

Zusätzlich zu einer vollwertigen basenreichen Ernährung:

- Zitronen-Knoblauch Kur: (s. Anhang)
- Artischocken: als Frischgemüse, Artischockensaft oder in Tablettenform, z. B. Hepar SL®
- Heilerde, z. B. Luvos Mikrofein®
- Täglich 50 g Haferkleie, z. B. in Wasser oder Joghurt eingerührt, einnehmen
- Reichlich Walnüsse essen

Kopfschmerzen

Plötzlich auftretender oder langanhaltender Kopfschmerz sollte ärztlich untersucht werden.

Zur Vorbeugung

- Auf ausreichende, regelmäßige Trinkmenge achten
- Apfelessig: 1 EL in 1 Glas Wasser geben, 2 × tägl. trinken
- Heil- und Basenfasten kann hilfreich sein. Zur Information schlagen wir das Buch von Dr. med. H. Lützner vor: „Wie Neugeboren durch Fasten“, Gräfe und Unzer Verlag und S. Wacker: „Gesundheitserlebnis Basenfasten“, Haug-Verlag
- Kalzium-, Magnesiumpräparate, im Verhältnis Kalzium zu Magnesium 2:1, über längere Zeit einnehmen
- Bierhefe
- Wechselfußbad (besonders bei wetterbedingtem Kopfschmerz), (s. Anhang)

Bei Beginn der Kopfschmerzen

- Bei den ersten Anzeichen einen Spaziergang von etwa 20 Min. machen. Dabei zügig gehen

- Bei den ersten Anzeichen von Anspannung im Stirnbereich hilft folgende Übung: Stirnmuskeln 5 Sek. lang anspannen (runzeln), dann 5 Sek. entspannen. Insgesamt 5 × wiederholen
- Je nach Verträglichkeit: säuerliche Äpfel, Zitronensaft, Salziges essen, Gemüsebrühe trinken. Fasten. Auf jeden Fall viel Wasser trinken.
- Lecithin-Kapseln oder -Pulver einnehmen
- Zwiebelscheiben auf die Stirn legen
- Kalte Armbäder: Beide Arme bis zur Hälfte des Oberarmes kurz in kaltes Wasser tauchen.
- Heiße Wickel um Handgelenk und Knöchel: Ein Taschentuch in heißes Wasser tauchen und ausgewrungen um Handgelenk und Knöchel wickeln. Mit einem warmen Tuch abdecken.
- Einlauf mit kaltem Wasser, am besten mit einem Klistierball aus der Apotheke
- Ansteigendes Fußbad: (s. Anhang)

Während der Kopfschmerzen

Örtliche Anwendungen

Wir raten Ihnen, sich nach den Anwendungen an einem ruhigen Ort zu entspannen.

- Eispackungen: an die Stellen halten, wo Sie die Schmerzen spüren, z. B. Eispack

- Heublumensack
- Zitronenwickel: In eine Schüssel je nach Verträglichkeit eine große Tasse warmes oder kaltes Wasser gießen und 1 EL Zitronensaft von einer ungespritzten Zitrone hinzufügen. Ein zusammengelegtes Baumwollgeschirrtuch damit tränken, auswringen und so von vorne um den Hals legen, dass rechts und links der Wirbelsäule je 2 cm trocken bleiben. Mit einem Wolltuch rundherum überdecken und ½ bis 1 Stunde einwirken lassen. Der Wickel sollte als angenehm empfunden werden, sonst bitte abnehmen. Anschließend möglichst ein blaues Seidentuch um den Hals tragen.
- Feuchtwarme Senfwickel: 2 EL Senfmehl in ½ Tasse Wasser einrühren und kurz (ca. 1-3 Min.) auf die Füße geben. Sobald sich ein brennendes Gefühl einstellt, sofort abnehmen und die Füße kalt abspülen. Senf kann die Haut reizen!
- Schläfen, Nacken und/oder Stirn mit Sesamöl, vermischt mit 1 Prise Kümmelpulver, massieren
- Pomeranzenöl in einer Duftlampe
- Ansteigendes Fußbad (s. Anhang)
- Wechselfußbad (besonders bei wetterbedingtem Kopfschmerz, z. B. vor Wetterwechsel), (s. Anhang)

Innerliche Anwendungen

- Passionsblume-Urtinktur: 3 × tägl. 5 Tr., besonders bei Kopfschmerzen durch **Sorgen** und **Anspannung**
- Baldriantropfen oder -dragees, besonders bei **Überreizung der Sinne**
- Johanniskrautpräparate, besonders bei **Nervenschmerzen** und **nervöser Unruhe.** VORSICHT, es besteht eine Herabsetzung der Wirkung von hormonellen Verhütungsmitteln! VORSICHT bei verstärkter Sonneneinstrahlung bzw. Solariumbesuchen!
- Gingkotropfen bei **gefäßbedingtem** Kopfschmerz
- Fencheltee: pro Tasse 1 TL leicht zerstoßene Fenchelsamen mit gekochtem Wasser übergießen und 10 Min. zugedeckt ziehen lassen. 3 × tägl. 1 Tasse trinken. Besonders bei **gefäßbedingtem** Kopfschmerz
- Melissentee: wie Fencheltee zubereiten und anwenden. Besonders bei **nervös bedingtem** Kopfschmerz und **Menstruationskopfschmerz**
- Lindenblütentee: wie Fencheltee zubereiten und anwenden. Besonders bei **Erregungszuständen** und **migräneartigem Kopfschmerz**

Bei Schmerzen, die durch Haltungsschäden bedingt sind

- Feldenkrais, www.feldenkrais.de
- Alexandertechnik, www.alexander-technik.org
- Autogenes Training
- Yoga

Akupressurpunkte

(Erläuterungen ab Seite 81):

Kopfschmerz im vorderen Bereich:
Di 4 (Hand), Ma 44 (Bein), BL 2 (Gesicht), Dü 20 (Kopf)

Kopfschmerz im seitlichen Bereich:
Di 4 (Hand), 3E 5 (Arm), GB 41 (Bein), GB 20 (Hinterkopf), Taiyang (Gesicht)

Kopfschmerz im hinteren Bereich:
Di 4 (Hand), BL 60 (Bein), GB 20, BL 10 (Hinterkopf)

Krampfadern

Bewegung (z. B. Venen-Walking oder Schwimmen) hilft, das Gewebe zu kräftigen. Wenn Sie länger sitzen, sollten Sie immer wieder Ihre Füße bewegen.

Lokale Anwendungen

- Kneipp-Beinguss: Man lässt, möglichst aus einem Schlauch, kaltes Wasser fließen. Man beginnt rechts außen am Bein, den Schlauch hochzuführen, an der Innenseite des Beines wieder herunter. Das gleiche am linken Bein durchführen.
- Obstessig: täglich Waschungen oder kalte Wadenwickel
- Wadenwickel mit Meersalz: 1 EL in ¼ L Wasser auflösen
- Heilerde äußerlich, z. B. Luvos®, bei **entzündeten Venen**
- Hauttonikum, z. B. Weleda
- Hametum® Salbe oder Extrakt
- Venadoron-Lotion, z. B. Weleda
- Aloe vera-Gel (möglichst 100 % Frischpflanzenauszug, z. B. aus der Apotheke), lokal auftragen, für **entzündete Venen**
- Beinwellsalbe, bei **entzündeten Venen**

- Calendula-Essenz, verdünnt bei **entzündeten Venen** auftragen
- Stützstrümpfe tragen

Innerliche Anwendungen

- Rosskastanienpräparate
- Ein Glas abgekochtes Wasser, lauwarm auf nüchternen Magen über längere Zeit trinken, insbesondere bei **geschwollenen Beinen.**

Leber- und Gallenbeschwerden

Heftige, plötzliche oder immer wiederkehrende Oberbauchbeschwerden sollten Sie ärztlich abklären lassen. Zur Unterstützung einer guten Verdauung ist es sinnvoll, zwischen den Mahlzeiten 2-3 stündige Pausen einzuhalten.

Innerliche Anwendungen

- Viel Buttermilch trinken
- Häufig Äpfel mit Kernen und Gehäuse essen
- Avocados: zwei Stück pro Woche essen
- Artischocken: als Frischgemüse, Artischockensaft oder in Tablettenform, z. B. Hepar SL®, VORSICHT bei Gallensteinen!
- Frisch gepressten Saft von einer Gurke 3 × tägl. vor dem Essen trinken
- Rettichsaftkur: Täglich ein Glas über drei Wochen trinken, dies 3 × jährlich wiederholen
- Molke- und andere Heilfastenkuren
- Hepatodoron® von Weleda (enthält Walderdbeere und Weinrebe)
- Mariendistel als Tee, Saft oder Dragees einnehmen. Stärkt besonders die Leberzellen

- Löwenzahn als Saft oder Tee einnehmen. Regt den Zellstoffwechsel der Leber und die Gallensekretion an. Zweimal im Jahr (besonders im Frühjahr und Herbst) eine Kur über 4-6 Wochen machen.
- Bitterstoffe: In der Apotheke Enzian, Bitterklee, Tausendgüldenkraut und Löwenzahn zu gleichen Teilen mischen lassen. Daraus einen Tee zubereiten, indem man 1 TL pro Tasse mit gekochtem Wasser übergießt und zugedeckt 10 Min. ziehen lässt. 30 Min. vor den Mahlzeiten einnehmen.

Örtliche Anwendungen

- Feuchte Umschläge: Ein Leinenhandtuch in warmes Wasser tauchen, auf den Oberbauch legen, mit einem trockenen Baumwolltuch und einem Wolltuch bedecken. Ca. 30 Min. liegend ruhen.
- Quarkwickel: Verteilen Sie den angewärmten Quark schnell und gleichmäßig auf einem Geschirrtuch. Schlagen Sie dann das Tuch zu allen vier Seiten ein und rollen das Ganze wie eine Biskuitrolle ein, die Sie auf dem Oberbauch wieder aufrollen. Darüber ein Frotteetuch legen und mit einem Wollschal einwickeln. Gut zudecken und ca. 30 Min. ruhen.
- Kartoffelpackung: (s. Anhang)
- Leinsamenpackung: (s. Anhang)

- Heilerdepackung, z. B. mit Luvos Heilerde äußerlich®, nach Gebrauchsanweisung anwenden
- Heublumensack

Akupressurpunkt

(Erläuterungen ab Seite 81):

GB 24 (Rumpf)

Magenbeschwerden

Bei plötzlich auftretenden, heftigen oder immer wiederkehrenden Magenbeschwerden sollten Sie sich in ärztliche Behandlung begeben.

Die Verdauung beginnt schon im Mund. Kauen Sie die Nahrung ausgiebig, am besten nach der alten Regel: für jeden Zahn einmal – also 32 mal.

Magenverstimmung mit geblähtem Magen

- Anis-, Fenchel- oder Dilltee: pro Tasse 1 TL leicht zerquetschte Samen mit gekochtem Wasser übergießen und zugedeckt 10 Min. ziehen lassen. 3 × tägl. 1 Tasse trinken

Sodbrennen

- Bananen essen
- Häufiges Essen von Mandeln
- Trockene Haferflocken essen
- Geschrotete Gerste in Wasser zu dünnem Brei kochen, davon 3 EL vor jeder Mahlzeit essen

- Rohe Kartoffelscheiben: 3-4 Stück sehr langsam im Mund zerkauen
- Viel Papaya essen oder als Nahrungsergänzung einnehmen
- Heilerde, z. B. Luvos magenfein®
- Fenchel- oder Anistee: pro Tasse 1 TL leicht zerquetschte Samen mit gekochtem Wasser übergießen und zugedeckt 10 Min. ziehen lassen. Bis zu 3 × tägl. eine Tasse trinken

Krampfartige Schmerzen

- Gänsefingerkrauttee: pro Tasse 1 TL mit gekochtem Wasser übergießen und zugedeckt 10 Min. ziehen lassen. 3 × tägl. 1 Tasse trinken
- Melissentee: wie Gänsefingerkrauttee zubereiten. Gut für den **„nervösen" Magen!**
- Echte Lakritze, aus der Apotheke, empfohlene Dosis unbedingt einhalten

Magenschleimhautreizung

- Kurzfristig nur Gerstenschleim zu sich nehmen oder vor den Mahlzeiten geschrotete und gekochte Gerste essen
- Leinsamenschleim

- Heilerde, z. B. Luvos magenfein®, 2 × tägl. auf nüchternen Magen einnehmen
- Mischung aus geriebenem Apfel mit Schale, 1 TL Honig und 1 Prise Muskat 2 × tägl. vor den Mahlzeiten langsam kauen
- Kartoffelsaft aus rohen Kartoffeln: 2 × tägl. ½ Tasse vor den Mahlzeiten. Diese Dosis nicht überschreiten, da sonst Nebenwirkungen zu befürchten sind, oder Kartoffelsaft von Schoenenberger.
- Weißkohlsaft: Frische Blätter aus der Mitte des Kohlkopfs entsaften und täglich bis zu 1 Liter trinken. Über 3-4 Wochen anwenden

Sollte man bei Ihnen einen **Helicobacter-Befall** im Magen festgestellt haben, so kann die Einnahme von Manukablütenhonig mit MGO 400 wirksam sein.

Äußerliche Anwendungen für alle Magenbeschwerden

- Feuchtwarmer Wickel: (s. Anhang), evtl. dem Wasser etwas Obstessig zufügen.
- Kartoffelpackung: (s. Anhang)
- Leinsamenpackung: (s. Anhang)
- Heilerdepackung, z. B. mit Luvos® Heilerde äußerlich. Nach Gebrauchsanweisung anwenden
- Heublumensack

Akupressurpunkte

(Erläuterungen ab Seite 81):

MP 6, Ma 36 (Bein), Pe 6 (Arm), Ren 12 (Bauch)

Ohrenschmerzen

Bei heftigen oder anhaltenden Schmerzen sollten Sie sich in ärztliche Behandlung begeben.

- Quarkkompresse: Quark in ein großes Taschentuch wickeln und auf die Ohrmuschel legen
- Zwiebelauflage: Eine Zwiebel in kleine Stücke schneiden, in Mull packen und mit Pflaster zukleben, sodass keine Zwiebelstückchen aus dem Paket herausfallen können. Die Auflage muss vor dem Ohr beginnen, das ganze Ohr bedecken und hinten ca. 4 cm überragen. Vor dem Auflegen Zwiebelpäckchen etwas anwärmen, z. B. auf Alufolie auf der Heizung oder der Herdplatte (keine Wärmflaschen, denn diese nehmen den Geruch so an, dass er sich nur schwer entfernen lässt). Einen alten Wollschal (Geruch!) um den Kopf binden, das angewärmte Zwiebelpäckchen darunter schieben. Kann häufig für mehrere Stunden angewendet werden.
- Leinsamenpackung: (s. Anhang)

Ohrentropfen nur zu Beginn der Beschwerden anwenden!

- Geranienöl: 1 Tropfen mit ca. 1 EL pflanzlichem Öl verdünnen, davon 1 Tropfen warm ins Ohr träufeln
- Olivenöl: anwärmen und 1 Tropfen einträufeln

- Liebstöckel: z. B. als Levisticum Ohrentropfen, z. B. Wala, warm einträufeln
- Knoblauch: Eine Knoblauchzehe schälen, zur späteren besseren Entfernung reißfesten Faden (z. B. Zahnseide) durchziehen, dann die Zehe ein kleines Stück in den Gehörgang einführen. VORSICHT: Es können Hautreizungen entstehen.
- Ansteigendes Fußbad: (s. Anhang)
- Eine freie Nasenatmung kann bei Ohrenschmerzen Linderung bringen. Für eine freie Nasenatmung sorgen z. B. Rhinomer®, Emser® Nasenspray oder Anisbutter aus der Apotheke.

Akupressurpunkte

(Erläuterungen ab Seite 81)

Di 4 (Hand), 3E 5 (Unterarm), Gb 20 (Hinterkopf)

Reisekrankheit

- Vitamin B-reiche Nahrung, z. B. Nüsse, zu sich nehmen. **Hilft auch bei Schwangerschaftsübelkeit**
- Häufiger kleine Mahlzeiten essen (z. B. Vollkornkräcker, Nüsse), auch in der **Schwangerschaft**
- Mit Ingwer würzen, oder Zintona®-Kapseln, zur Vorbeugung schon vor der Reise einnehmen oder Ingwertee
- Eine Messerspitze Cayennepfeffer in ein Glas Wasser einrühren und trinken, auch vorbeugend anzuwenden
- Immer wieder eine Zitronenscheibe auslutschen
- Seaband: Gummiband mit Akupressurknopf, der den Punkt Pe 6 massiert. Dieses Band können Sie beim Seglerzubehör kaufen, oder Sie massieren diesen Akupressurpunkt mit dem Finger, auch schon vorbeugend. Informationen dazu finden Sie ab Seite 81, der Punkt Pe 6 befindet sich am Handgelenk.
- Halten Sie sich warm, besonders bei Reisekrankheit darf man nicht frieren!

Rheumatische Beschwerden

Da es sich hierbei meist um ein chronisches Geschehen handelt, sollten Sie die folgenden Anwendungen über längere Zeit durchführen. Erfahrungsgemäß spielt bei rheumatischen Beschwerden die Ernährung eine sehr große Rolle: Achten Sie auf eine vitalstoffreiche Vollwerternährung und schränken Sie die Aufnahme von tierischem Eiweiß und Zucker drastisch ein. Außerdem sollten Sie viel Flüssigkeit zu sich nehmen, besonders hilfreich ist abgekochtes heißes Wasser. Eine Patientin berichtete, dass sie ihre rheumatischen Beschwerden heilte, indem sie über mehrere Wochen stündlich (auch über Nacht) jeweils ein Glas abgekochtes heißes Wasser trank.

Vorbeugend bei Neigung zu rheumatischen Erkrankungen

- Fastenkuren, z. B. Kartoffeldiät, Molkefasten, Basenfasten oder Heilfasten nach Buchinger. Hierzu empfehlen wir die Bücher von Dr. H. Lützner: „Wie Neugeboren durch Fasten“ (Gräfe und Unzer Verlag) und von S. Wacker „Gesundheitserlebnis Basenfasten“ (Haug Verlag)

- Löwenzahnsaft, Brennnesselsaft oder Birkenelixier (z. B. von Weleda): Kurmäßig mindestens zweimal im Jahr über mehrere Wochen trinken.
- Regelmäßige Saunabesuche
- Ansteigendes Fußbad: (s. Anhang)

Bei akuten Beschwerden

Äußerlich

- Heublumenbad: 500 g Heublumen in 3 L Wasser erhitzen, kurz aufkochen und 30 Min. ziehen lassen. Diesen Zusatz in ein Vollbad geben und 15 Min. bei ca. 38 °C baden.
- Auflagen mit Heilerde äußerlich, z. B. Luvos®, oder Quark oder Lehm
- Essigwickel: (s. Anhang)
- Umschläge mit Weißkohlblättern. Damit die wirksame Flüssigkeit besser austreten kann, rollen Sie vorher z. B. ein Nudelholz über das Blatt.
- Heublumensack
- Einreibungen mit:
  - Angelikaöl
  - Birken-Rheumaöl mit oder ohne Arnika von Wala
  - Johanniskrautöl
  - Beinwell, z. B. Kytta Salbe

Innerliche Einnahme

- Phytodolor® Tinktur, enthält Zitterpappelrinde und -blätter, Goldrute und Eschenrinde
- Bitterklee-Urtinktur (Menyanthes trifoliata ø): 3× tägl. 3 Tr. einnehmen. VORSICHT: Tinktur kann den Magen reizen!
- Enzyme, z. B. Phlogenzym®

Rückenbeschwerden

Rückenschmerzen können viele verschiedene Ursachen haben. Daher empfehlen wir auch tiefergehende Therapien wie z. B. eine gute physikalische Therapie (Massage, Krankengymnastik), eine gute chiropraktische oder osteopathische Behandlung sowie Eutonie, Yoga oder

- Alexander Technik, www.alexander-technik.org
- Bioenergetik, www.dvba.de
- Feldenkrais, www.feldenkrais.de
- Rolfing, www.rolfing.de
- Atemtherapie, www.afa-atem.de

Örtliche Anwendungen

- Rotlicht-Bestrahlung
- Feuchter Wickel: Ein Geschirrtuch in lauwarmes Wasser tauchen, auswringen und auf den Rücken legen. Mit einem Frotteetuch und einem Wolltuch abdecken, zusätzlich eine warme Wärmflasche darüberlegen und ruhen.
- Kartoffelpackung: (s. Anhang)
- Leinsamenpackung: (s. Anhang)
- Heublumensack
- Moorbäder
- Ansteigendes Fußbad: (s. Anhang)

Innerliche Einnahme

- Vitamin E-Präparate
- Magnesiumpräparate, z. B. von Verla
- Phytodolor® Tinktur, enthält Zitterpappelrinde und -blätter, Goldrute und Eschenrinde

Schlafstörungen

Bei auftretenden Schlafstörungen sollten Sie darauf achten, dass Ihr Bett und Ihr Schlafraum eine ruhige Lage haben. Evtl. ist eine Untersuchung auf Störfelder zu empfehlen. Das Bett ist nur zum Schafen da! Unnötige Aktivitäten im Bett, wie Fernsehen oder aufregende Lektüre, können den Schlafrhythmus verändern und die entspannende Ruhe vor dem Schlaf verhindern. Vermeiden Sie den Genuss von Kaffee, schwarzem Tee und Schokolade.

- Blaues Licht (z. B. blaues Tuch über die Lampe legen)
- Warmes Fußbad
- Füße kalt abduschen, dann das Wasser abstreifen und sich ins Bett legen, evtl. mit einer Wärmflasche
- Nackenwickel: Tuch in eiskaltes Wasser tauchen, in den Nacken legen und mit einem Frotteetuch bedecken.
- Bierhefekapseln über mehrere Wochen einnehmen
- Vor dem Schlafengehen einen Apfel essen
- Ein Glas warme Milch trinken, evtl. mit Anis oder Honig.

- Kalzium- und Magnesiumpräparate im Verhältnis Kalzium zu Magnesium 2:1, vor dem Schlafengehen einnehmen
- Melissentee: pro Tasse 1 TL mit gekochtem Wasser übergießen und zugedeckt 10 Min. ziehen lassen
- Hafer, z. B. als Urtinktur, besonders bei Schlafstörungen durch **Gedanken an den vergangenen Tag**
- Baldrianpräparate, besonders bei Schlafstörungen durch **Gedanken an den folgenden Tag**
- Passionsblume, z. B. als Urtinktur, besonders bei Schlafstörungen durch **körperliche Verspannungen**
- Johanniskraut, z. B. Jarsin®, Hyperforat®, diese Präparate müssen mindestens über 2-3 Wochen eingenommen werden, bevor Sie eine Wirkung spüren. VORSICHT bei der Einnahme von hormonellen Verhütungsmitteln und bei vermehrter Sonneneinstrahlung bzw. Solariumbesuchen!

Akupressurpunkte

(Erläuterungen ab Seite 81)

H 7, Pe 6 (Arm), Ma 36, MP 6 (Bein)

Schnupfen
(siehe auch Erkältung)

- Diät, z. B. Saftfasten, Basenfasten, Rohkost
- Vitamin C-Präparate einnehmen
- Inhalation mit heißem Salzwasser: ca. 1 EL Meersalz in 1 L warmen Wasser auflösen
- Inhalation mit verdünntem Apfelessig, zusätzlich 3 × tägl. ein halbes Glas Wasser mit 1 TL Apfelessig trinken
- Zitronensaft mit Wasser gemischt (1:3) in die Nase hochziehen
- Sauerdornsalbe, z. B. Berberis fructus 10 % Salbe, z. B. von Weleda, **auf** die Nase, mehrmals tägl. einreiben, zusätzlich evtl. auch auf die Blasenregion auftragen
- Bepanthen® Nasensalbe oder Emser® sensitiv Nasensalbe
- Rhinomer® oder Emser® Salz Nasenspray
- Nasenspülungen, z. B. Emser®, Nasendusche für Kinder: Nasanita®
- Anisbutter (Anis + Glycerin), wird in der Apotheke angerührt
- Majoranbutter (Majoran + Glycerin), wird in der Apotheke angerührt

- Einlauf, am besten mit einem Klistierball aus der Apotheke
- Ansteigendes Fußbad: (s. Anhang)

Nasennebenhöhlenentzündung

Heftige Beschwerden machen eine ärztliche Abklärung notwendig.

- Rotlicht
- Inhalieren mit heißem Salzwasser: 1 EL Meersalz in 1 L warmen Wasser auflösen
- Quarkpackung: (s. Anhang) auf die betroffene Nasennebenhöhle legen
- Berberis/Prunus Salbe, z. B. von Weleda, über den erkrankten Nasennebenhöhlen einreiben
- Symbioflor® 1: 2 × tägl. 2 Tr. in die Nase träufeln

Akupressurpunkte

(Erläuterungen ab Seite 81)

Di4 (Hand), Yintang (Gesicht), B2 (Gesicht), Di20 (Gesicht), GB 20 (Hinterkopf)

Nasenbluten

- Kaltwasserlappen ins Genick legen
- Den gegenseitigen kleinen Finger zwischen dem Mittel- und Endgelenk kurz abbinden

Verletzungen

Einige Tropfen der Bachblütenmischung Rescue Remedy aus der Apotheke können Sie sofort einnehmen, wenn eine Verletzung von großer Aufregung und Schock begleitet ist. Dazu bereiten Sie sich eine verdünnte Lösung mit zwei Tropfen aus der Originalflasche auf 10 ml Lösung (⅔ Quellwasser und ⅓ hochprozentiger Alkohol). Wir empfehlen Ihnen, diese Notfalltropfen immer bei sich zu tragen. An der verletzten Stelle, auch bei Blutungen oder Verbrennungen, einige Tropfen der verdünnten Lösung von Rescue Remedy oder die Bachblütensalbe Rescue Cream anwenden. Nur für den ganz akuten Zustand, nicht als Daueranwendung gedacht.

Verstauchungen

- Breiumschlag mit Heilerde äußerlich, z. B. Luvos®
- Beinwellsalbe, z. B. Kytta Salbe
- Arnikasalbe

Hautverletzungen

- Calendula-Essenz, z. B. von Wala, Weleda

Bei frischen verschmutzten und zu Entzündungen neigenden Wunden

- Sterile Kompresse oder Pflaster, mit einer Calendula Lösung getränkt

Akute Verbrennungen

- Sofort warmes (!) Wasser nach dem homöopathischen Heilprinzip „Ähnliches heilt Ähnliches“ über die Stelle fließen lassen.
- Rescue Remedy aus der Apotheke als Salbe oder verdünnte Tropfen auftragen, wiederholt bei Schmerzen.
- Umschläge mit verdünntem Obstessig
- Aloe vera-Gel (möglichst 100 % Frischpflanzenauszug)
- Hamamelissalbe, z. B. Hametum® Creme

Insektenstiche

Zur Vorbeugung

- Vegetarische Vollwerternährung
- Bierhefe oder Vitamin B Komplex-Präparat einnehmen
- Die Haut mit Aloe vera-Gel (möglichst 100 % Frischpflanzenauszug) einreiben

Nach einem Stich

- Mit einem sauberen Fingernagel ein Kreuz in die Schwellung drücken und eventuell mit Obstessig betupfen.
- Speichel einreiben
- Salz mit wenig Wasser mischen und die Masse auftragen
- Frische Zwiebelscheibe auflegen
- Aloe vera-Gel (möglichst 100 % Frischpflanzenauszug) einreiben
- Heilerde äußerlich auftragen, z. B. Luvos®
- Brei aus Kaiser Natron® mit Wasser gemischt auftragen

Zahnbeschwerden

Aphthen und entzündetes Zahnfleisch

Spülungen

- Mischung aus Zitronensaft und Honig zu gleichen Teilen, mit Wasser verdünnt
- 1 TL Luvos®, Heilerde magenfein in Wasser oder in Thymiantee gelöst
- Natriumbicarbonat, z. B. 1 TL Kaiser Natron®, auf ein Glas Wasser geben
- Aloe vera-Saft
- Ringelblumenblüten- oder Basilikumtee: 1 TL pro Tasse mit gekochtem Wasser übergießen und zugedeckt 10 Min. ziehen lassen
- Heidelbeertee: 1-3 EL Beeren auf ½ L Wasser mit gekochtem Wasser übergießen und zugedeckt ca. 10 Min. ziehen lassen, lange spülen

Zum Auftragen

- Buttermilch mit Wattestäbchen auftragen
- Bepanthen® Lösung aus der Apotheke
- Propolis-Urtinktur anwenden
- Echinacin-Urtinktur zu gleichen Teilen mit Glyzerin gemischt, aus der Apotheke

Innerlich, bei Neigung zu wiederholten Entzündungen
- Einnahme von Vitamin B-Komplex
- Einnahme von Vitamin C
- Ölkur: (s. Anhang), Kur mindestens 2 -3 Monate anwenden.
- Auch eine gesunde Darmflora unterstützt das Immunsystem. Um diese wieder aufzubauen (Symbioselenkung), begeben Sie sich am besten in naturheilkundliche Behandlung.

Mundgeruch

- Natriumbicarbonat, z. B. Kaiser Natron®: 1 TL in einem Glas Wasser auflösen und damit gurgeln
- Luvos Heilerde magenfein® einnehmen

Bei Angst und Nervosität vor dem Zahnarztbesuch können Sie wiederholt einige Tropfen Rescue Remedy aus der Verdünnungsflasche einnehmen (wie im Kapitel Verletzungen beschrieben). Nach Zahnbehandlungen, insbesondere wenn das Zahnfleisch gereizt wurde, helfen Spülungen mit Ringelblumenblütentee (s.o.). Wenn Ihnen ein Zahn gezogen wurde, heilt die Wunde sehr gut und schnell, wenn Sie sie oft mit verdünnter Calendula-Essenz, z. B. von Wala oder Weleda, spülen.

Anhang

Bäder und Güsse

- **Ansteigendes Fußbad**: Tauchen Sie die Füße bis zu den Knöcheln in lauwarmes Wasser. Schütten Sie dann immer etwas kochend heißes Wasser nach, bis das Wasser sehr heiß ist. Vorbild ist das sogenannte Schiele-Fußbad, bei dem die Temperatur des Wassers innerhalb von 20 Min. von ca. 35 °C auf 42 °C erhöht wird. Danach das Wasser von den Füßen abstreifen, Wollsocken anziehen und ca. 30 Min. liegend ruhen. Ein günstiger Zeitpunkt für das Fußbad ist direkt vor dem Schlafengehen.
- **Kneippsche Güsse:** Man lässt, möglichst aus einem Schlauch, kaltes Wasser fließen. Beginnen Sie rechts außen am Bein den Schlauch hochzuführen, an der Innenseite des Beins wieder hinunter. Nach dem linken Bein beginnt man an der Außenseite des rechten Armes von der Hand aus, abschließend ist der linke Arm an der Reihe.
- **Wechselfußbad** (besonders bei wetterbedingtem Kopfschmerz): Die Füße zunächst in 38 °C bis 40 °C

warmes Wasser tauchen, dann für ca. 10 Sek. in kaltes Wasser halten. Diesen Wechsel mehrmals wiederholen, mit kaltem Wasser aufhören. Diese Anwendung tägl. über mehrere Wochen durchführen.

Auflagen und Wickel

- **Essigwickel:** Ein Geschirrtuch in verdünnten Obstessig tauchen, auswringen und auf die betroffenen Gelenke legen. Mit einem Frotteetuch und einem Wolltuch abdecken.
- **Feuchtwarmer Wickel:** Tauchen Sie ein Geschirrtuch in lauwarmes Wasser, legen Sie es auf den Bauch, darüber eine warme, in ein Frotteetuch eingeschlagene Wärmflasche.
- **Kartoffelpackung:** Gekochte und zerstampfte Kartoffeln auf der betroffenen Stelle verteilen. Dann mit einem Geschirrtuch (möglichst Leinen) und einem Frotteetuch abdecken, darüber ein Wolltuch legen.
- **Leinsamenpackung:** Leinsamen in ein dünnes Baumwolltuch füllen (nicht zu voll, da Leinsamen leicht quillt). Das gefüllte Tuch mit einem Gummi verschließen und ca. 10 Min. in heißes Wasser tauchen. Dann warm auf die betroffene Stelle legen. Mit einer Wärmflasche abdecken.

- **Ölwickel**: Reiben Sie die Brust mit warmer Butter oder Öl ein und decken Sie sie mit einem Geschirrtuch ab. Eventuell zusätzlich eine warme, in ein Frotteetuch eingeschlagene Wärmflasche auflegen.
- **Quarkpackung**: Abgetropften, kühlen Quark in ein Taschentuch einschlagen und auf die betroffene Stelle legen.
- **Quarkwickel**: Verteilen Sie angewärmten Quark zügig und großflächig auf einem Geschirrtuch. Schlagen Sie dann das Tuch zu allen vier Seiten ein und rollen das Ganze wie eine Biskuitrolle ein, die Sie auf der Brust wieder aufrollen. Darüber ein Frotteetuch legen und mit einem Wollschal einwickeln. Gut zudecken, auf warme Schultern achten.

Kuren

- **Ölkur** mit kalt gepresstem Sonnenblumenöl: Spülen Sie täglich morgens nüchtern den Mund mit 1 EL Sonnenblumenöl mindestens 5-10 Min. lang, bis die Spülflüssigkeit weiß gefärbt ist. Nicht hinunterschlucken, sondern mit Zellstoff o. ä. im Hausabfall entsorgen. Anschließend sorgfältige Mundpflege durchführen.

- **Zitronen-Knoblauch Kur:** Sie brauchen: 30 geschälte Knoblauchzehen und fünf kleingeschnittene Bio-Zitronen.

  Alles im Mixer grob zerkleinern, mit einem Liter Wasser aufsetzen und zum Kochen bringen. Nur einmal aufwallen lassen. Dann abseihen und in eine Flasche füllen. Kühl aufbewahren. Täglich davon ein Likörglas vor oder nach der Hauptmahlzeit trinken. Nach den ersten drei Wochen muss man acht Tage pausieren, dann die zweite dreiwöchige Kur durchführen. Diese Kur sollte man jedes Jahr mindestens einmal wiederholen.

Akupressur

Die Akupressur ist ein Bestandteil der traditionellen chinesischen Medizin. Dabei geht man davon aus, dass im Körper die Lebensenergie in bestimmten Bahnen, den sogenannten Meridianen, fließt. Bei der Akupressur behandeln Sie bestimmte Punkte auf diesen Bahnen. Durch aufmerksames Tasten mit dem Finger können Sie diese Punkte finden. An der richtigen Stelle haben Sie oft das Gefühl in eine kleine Kuhle zu „fallen". Akupressurpunkte können auch etwas schmerzempfindlicher sein als die Umgebung. Sie behandeln mit Zeige- oder Mittelfinger, indem Sie die Fingerkuppe auf die Stelle aufsetzen und in kreisenden Bewegungen mit leichtem Druck die Haut verschieben. Stimulieren Sie die Punkte zwischen ½ und 10 Min., je nach persönlichem Gefühl.

So finden Sie die Akupressurpunkte

Kopf / Gesicht

- **Dickdarm 20**: zwischen Nasenflügel und der Falte, die zum Mund führt
- **Blase 2:** am inneren Ende der Augenbraue in einem Grübchen am Unterrand, oberhalb des inneren Augenwinkels
- **Yintang:** an der Nasenwurzel in der Mittellinie zwischen den Augenbrauen
- **Taiyang:** am seitlichen Rand der Augenhöhle in Höhe des äußeren Augenwinkels direkt hinter der Kante, oft druckschmerzhaft
- **Gallenblase 20:** am unteren Rand des knöchernen Hinterkopfes zwischen dem großen Nackenmuskel und dem Muskel, den Sie spüren, wenn Sie den Kopf zur Gegenseite drehen
- **Blase 10:** am knöchernen Rand des Hinterkopfes, ca. 2 Querfinger seitlich der Körpermittellinie
- **Du Mai 20:** genau auf der Kopfmitte an der höchsten Stelle des Kopfes

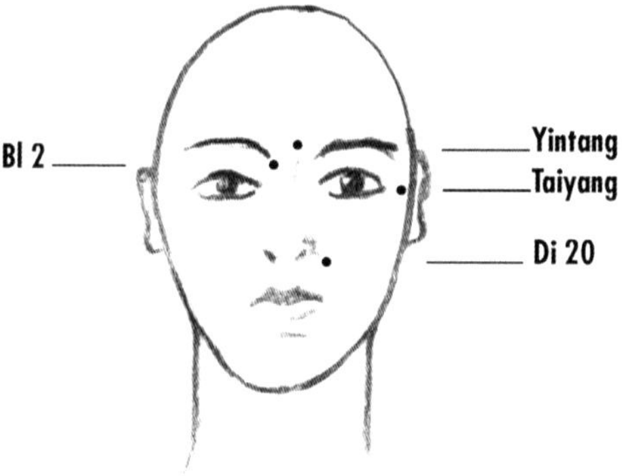
Bl 2
Yintang
Taiyang
Di 20

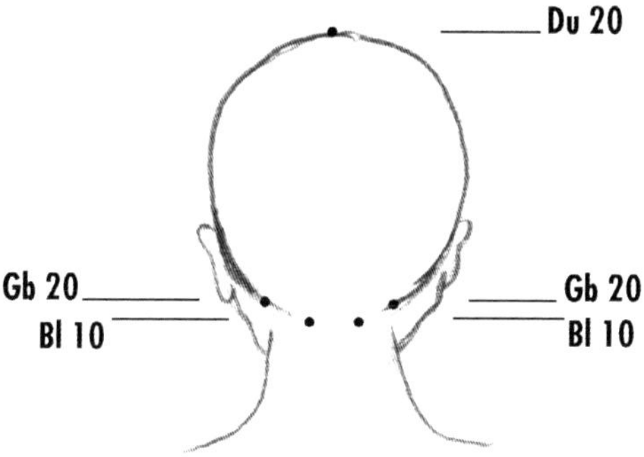
Du 20
Gb 20
Bl 10
Gb 20
Bl 10

Rumpf

- **Ren Mai 22:** in der Halsgrube oberhalb des Brustbeins
- **Ren Mai 17:** in der Mitte auf dem Brustbein zwischen den Brustwarzen
- **Ren Mai 12:** in der Mitte zwischen Brustbeinende und Nabel
- **Gallenblase 24:** unterhalb der Brustwarzen im 7. Zwischenrippenraum
- **Magen 25:** zwei Daumenbreit seitlich des Nabels
- **Ren Mai 6:** in der Mitte, 2 Querfinger unterhalb des Nabels
- **Ren Mai 4:** in der Mitte, 4 Querfinger unterhalb des Nabels

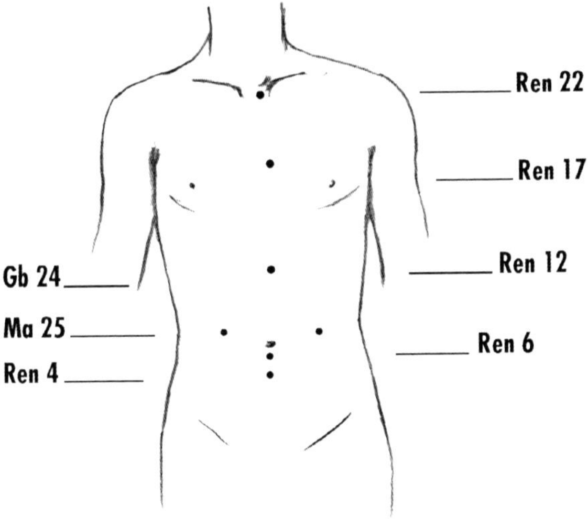
Ren 22
Ren 17
Ren 12
Gb 24
Ma 25
Ren 6
Ren 4

Arm, Hand

- **Perikard 6:** 3 Querfinger oberhalb der Handgelenksbeugefalte in der Kuhle zwischen den Sehnen
- **Herz 7:** auf der Beugefalte des Handgelenks, innen an der äußeren Sehne
- **Dickdarm 1:** am Zeigefinger, 3 mm Richtung Hand an der Seite des Nagelwinkels, der zum Daumen weist
- **Dickdarm 4:** von der Falte zwischen Daumen und Zeigefinger aus etwa daumenbreit nach innen
- **Lunge 7:** an der inneren unteren Kante der Speiche des Unterarmes, 2 Fingerbreit von der Beugefalte des Handgelenks Richtung Ellbogen
- **3-facher Erwärmer 5:** auf der Mitte zwischen Elle und Speiche, 3 Querfinger oberhalb der Handgelenksfalte
- **Lunge 11:** 3 mm oberhalb des äußeren Nagelwinkels des Daumens

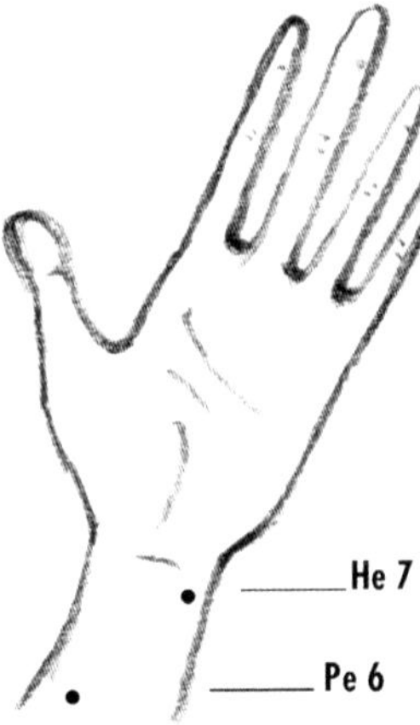
He 7
Pe 6

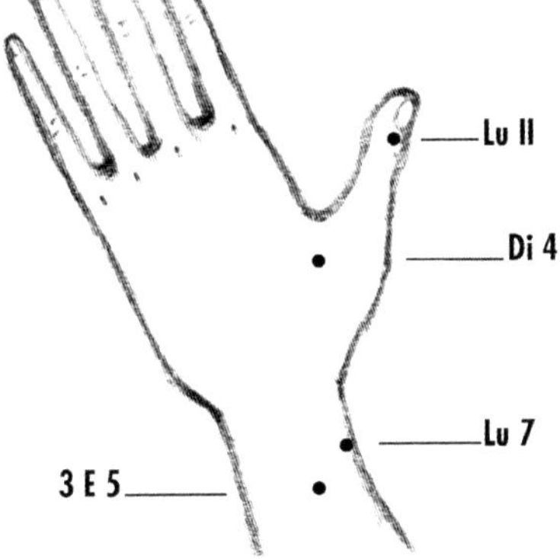
Di I
Lu II
Di 4
Lu 7
3 E 5

Bein, Fuß

- **Magen 36:** eine Fingerbreite seitlich des Unterrandes des Schienenbeinkopfes
- **Leber 3:** einen Querfinger oberhalb der Falte zwischen Großzehe **und 2. Zehe**,
- **Magen 44:** eine halbe Daumenbreite oberhalb des Schwimmhautrandes zwischen 2. und 3. Zehe
- **Gallenblase 41:** in der Grube unterhalb des Gelenks zwischen dem 4. und 5. Mittelfußknochen
- **Milz Pankreas 6:** an der Innenseite des Unterschenkels, 4 Querfinger oberhalb des Innenknöchels
- **Blase 60:** auf der Mitte zwischen dem Außenknöchel und der Achillessehne
- **Niere 3:** in der Mitte zwischen dem herausragenden Punkt des Innenknöchels und dem Hinterrand der Achillessehne

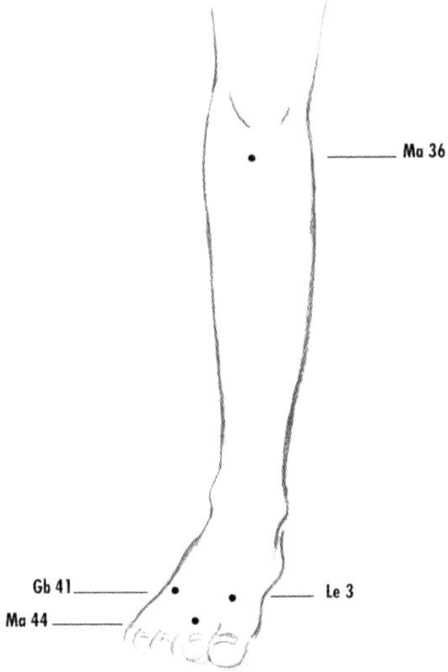
Ma 36
Gb 41
Le 3
Ma 44

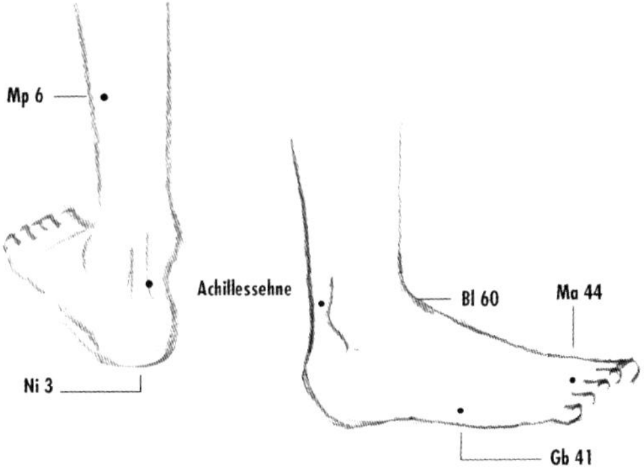
Mp 6
Achillessehne
Bl 60
Ma 44
Ni 3
Gb 41

Sachregister

A

Akne 39
Akupressur 81
Akute Verbrennungen 73
Allergien 8, 11, 36
Ansteigendes Fußbad 13, 15, 26, 33, 46-47, 60, 63, 66, 70
Aphthen und entzündetes Zahnfleisch 75
Augenbeschwerden 9, 11
Ausgleich des Flüssigkeits- und Mineralienverlustes 21
Ausschlag, nässend 39

B

Beschwerden der Nase 9
Bindehautentzündung 11
Blähungen 24
Blasenentzündung 13
Blutdruck, hoher 42-43
Blutdruck, niedriger 42
Bronchitis 8, 15-16, 26
Brustdrüsenentzündung 18
Brustwarzen, rissig, rauh 19
Brustwickel 16

D

Darmbeschwerden 20
Durchfall 20

E

Ekzeme und empfindliche Haut 36
Entzündung, akut 18
Erhöhter Cholesterinspiegel 44
Erkältung 26

F

Feuchtwarmer Wickel 21, 30, 57, 78
Fieber 27

G

Gerstenkorn 12
Geschwollene Lider 11
Gynäkologische Probleme 29

H
Halsschmerzen 33
Hämorrhoiden 23-24
Haut, entzündet 37
Hautpilz 39
Haut, rissig, wund 38
Hautverletzungen 72
Helicobacter-Befall 57
Herz-Kreislauf-Probleme 42
Husten, beginnend 16

I
Insektenstiche 73

J
Juckreiz 10, 23, 31, 37

K
Kartoffelpackung 14, 53, 57, 65
Kneippsche Güsse 15, 26, 43, 77
Kopfläuse 40
Kopfschmerzen 42, 45-46, 48
Krampfadern 50
Krampfartiger Husten 17

L
Leber- und Gallenbeschwerden 52
Leinsamenpackung 14, 53, 57, 59, 65, 78

M
Magenbeschwerden 55, 57
Magenschleimhautreizung 56
Magenverstimmung mit geblähtem Magen 55
Mundgeruch 76

N
Nachtblindheit 12
Nasenbluten 71
Nasennebenhöhlenentzündung 70
Neigung zu rheumatischen Erkrankungen 62

O
Ohrenschmerzen 6, 59-60
Ölkur 15, 76, 79

R
Reisekrankheit 61
Rheumatische Beschwerden 62
Rückenbeschwerden 65

S

Scheidenentzündungen 30
Schlafstörungen 67-68
Schmerzen bedingt durch Haltungsschäden 49
Schmerzen, krampfartig 56
Schmerzhafte Periode 29
Schnupfen 69
Schwangerschaftsübelkeit 61
Sodbrennen 55
Sonnenbrand 38

V

Verletzungen 72, 76
Verstauchungen 72
Verstopfung 20, 22
Vorbeugend bei Erkältungsanfälligkeit 26

W

Wadenwickel 27-28, 50
Wechselfußbad 45, 47
Wunden, frisch verschmutzt und zu Entzündungen neigend 73

Z

Zahnbeschwerden 75

Kontakt mit den Autorinnen

Karin Haschenburger
Ärztin, Psychosynthesetherapeutin

Bäderstr. 43
17406 Usedom

Tel: 038372 76421, mobil: 0171 883 6553
info@basenfasten-plus-usedom.de
www.imeinklangsein.de

Friederike Stratmann
Fachärztin für Allgemeinmedizin, Homöopathie, Psychosyntheseberaterin

Bergstr. 66
50999 Köln

Tel: 02236 61591

Weitere Werke der Autorinnen:

Arista: Naturheilkunde Kompakt - auch für Homöopathen, Unimedica im Narayana Verlag 2015

Weisse Kügelchen: Klassische Homöopathie - eine kurze Einführung, Vivanta Verlag

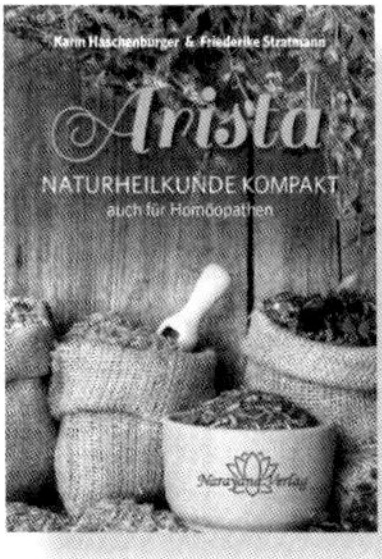

Karin Haschenburger / Friederike Stratmann

Arista

NATURHEILKUNDE KOMPAKT

auch für Homöopathen

82 Seiten, geb., € 12,80

In diesem Buch finden Sie eine komprimierte und prägnante Übersicht über verschiedene Anwendungen der Naturheilkunde, die Sie bei Beschwerden einsetzen können.

Auch für Homöopathen ist dieses Buch sehr hilfreich. Es enthält Hausmittel, Phytotherapeutika und physikalische Maßnahmen, die Sie bei akuten Beschwerden zur Unterstützung einsetzen können. Auch wenn Sie noch nicht sicher sind, welches homöopathische Arzneimittel Sie verabreichen wollen, kann es sinnvoll sein, zunächst diese naturheilkundlichen Möglichkeiten anzuwenden.

"Dieses Buch ist ein Hilfsmittel bei der täglichen Behandlung schwer chronisch Kranker in der homöopathischen Praxis"

Dr. G. Behnisch, August-Weihe-Institut für homöopathische Medizin in Detmold

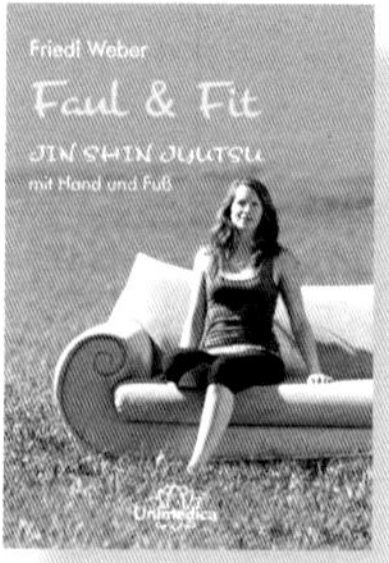

Friedl Weber

Faul & Fit

JIN SHIN JYUTSU mit Hand und Fuß

88 Seiten, geb., € 12,80

Etwas für die eigene Fitness & Gesundheit tun
Ohne große Anstrengung, quasi im Handumdrehen, so richtig Faulsein und trotzdem fit werden – das klingt fantastisch und scheint unmöglich zu sein. Aber die japanische Heilkunst JIN SHIN weiß, es funktioniert

Eine ungewöhnliche Methode aus Japan
Die erfahrene JIN SHIN-Praktikerin Friedl Weber stellt in diesem Büchlein die Methode vor: Trotz Alltagsstress und Termindruck, ganz nebenbei mit einfachen Hand und Fußgriffen können Sie sich von Spannungen und Schmerzen befreien. Häufig sind es Berührungen, die man aus der Kindheit kennt oder die man automatisch ohne Wissen um ihre Wirkung anwendet.

Auch als Reiseapotheke
Überall kann man diese kleinen Übungen einsetzen. Wie schnell kommt es im Urlaub zu einem Sonnenbrand, zu Durchfall oder Verstopfung. Dann können Sie eine oder beide Hände anlegen und die Heilung setzt ein. So einfach und verständlich wie die Übungen selbst, ist auch dieses Büchlein. Ein wertvoller Schatz, mit dem es spielend gelingt, beim richtig Faulsein fit zu werden.